ENCYCLOPÉDIE RURALE

MANUEL VÉTÉRINAIRE

PRATIQUE

DU CULTIVATEUR

Par M. C. CRÉPEAUX

ANCIEN ÉLÈVE DIPLOMÉ DE L'INSTITUT AGRICOLE DE BEAUVAIS
MEMBRE DE LA SOCIÉTÉ DES AGRICULTEURS DE FRANCE
RÉDACTEUR A LA *Gazette des Campagnes*, A LA *Gazette agricole*, ETC.

PARIS

IMPRIMERIE ET LIBRAIRIE GÉNÉRALE DE JURISPRUDENCE

MARCHAL & BILLARD

RS-ÉDITEURS, LIBRAIRES DE LA COUR DE CASSATION

Maison principale : Place Dauphine, 27
Succursale : Rue Soufflot, 7

1895

MANUEL VÉTÉRINAIRE

PRATIQUE

DU CULTIVATEUR

Par M. C. CRÉPEAUX

ANCIEN ÉLÈVE DIPLOMÉ DE L'INSTITUT AGRICOLE DE BEAUVAIS
MEMBRE DE LA SOCIÉTÉ DES AGRICULTEURS DE FRANCE
DIRECTEUR DE LA *Gazette des Campagnes*

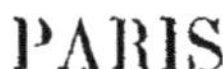

PARIS

AUX BUREAUX DE *LA GAZETTE DES CAMPAGNES*

10 *bis*, RUE PICCINI

1895

AVIS AU LECTEUR

J'ai pensé pouvoir être utile à tous ceux qui entretiennent du bétail, en résumant dans un ouvrage très bon marché et sous forme d'indications précises quoique condensées, les préceptes des maîtres en science vétérinaire notamment MM. Pasteur, Boulley, Baillet, Magne, Sanson, Trasbot, Kauffmann, Nocard, Leclainche, Signol, Péteaux, Bissauge, Eloire, Galtier, Cagny, etc., etc. J'espère que ce manuel vétérinaire permettra aux agriculteurs de donner les soins voulus aux animaux d'abord en l'attente du vétérinaire pour les maladies qui réclament son intervention, et, en second lieu, en place du vétérinaire dans les affections peu graves et faciles à traiter.

L'ouvrage est divisé comme suit :

1° Maladies autres que les maladies spéciales aux membres (par ordre alphabétique);

2° Maladies spéciales aux jambes et aux pieds (par ordre alphabétique);

3° Ustensiles et médicaments nécessaires (composition et préparation de ces derniers);

4° Administration des médicaments;

5° Conseils pour maintenir les animaux en bonne santé.

6° Police sanitaire. — Vices rédhibitoires.

NOTA. — *Pour les médicaments dont les doses et formules ne sont pas indiquées à la maladie, se reporter au chapitre spécial : Ustensiles et médicaments nécessaires. — Doses : Lorsque deux chiffres sont indiqués le plus faible correspond aux animaux de très petite taille, le plus fort aux animaux de très grande taille; pour les animaux de taille moyenne, on prendra une quantité intermédiaire entre les deux.*

I. — MALADIES AUTRES

QUE LES MALADIES SPÉCIALES AUX MEMBRES

Abcès. — Collection de pus dans une cavité naturelle ou une cavité qui résulte accidentellement de la formation de ce liquide dans un tissu. 1° Abcès chauds ou abcès aigus (fréquents chez les poulains); au début favoriser la maturation et calmer la douleur en appliquant souvent des cataplasmes tièdes de farine de lin que l'on peut additionner dans les cas particulièrement douloureux d'opium. Quand les cataplasmes sont impossibles à appliquer, on fera matin et soir avec la main nue ou enveloppée d'un linge des applications d'onguent populéum; quand l'abcès devient mou au centre, on doit l'ouvrir par un coup de bistouri plongé droit directement dans la tumeur, sauf quand il se trouve auprès d'organes délicats; dans ce cas recourir au vétérinaire; 2° Abcès froids ou chroniques (chevaux et surtout bœufs, ils n'existent guère que sous cette forme chez ces derniers); pour activer la suppuration, on applique un mélange par parties égales d'onguent vésicatoire et pommade mercurielle; appeler ensuite le vétérinaire pour le traitement subséquent qui est délicat.

Accouchement. — Voyez *Parturition.*

Anasarque. — Infiltration générale du tissu cellulaire sous-cutané, fréquente chez le cheval et résultant généralement d'un refroidissement subit ayant arrêté la transpiration. Il se forme sur la peau une série d'élevures ou de plaques molles qui se réunissent et forment un gonflement plus ou moins considérable à la tête, aux membres, etc. *Traitement :* Frictionner avec une flanelle sèche d'abord, puis imbibée d'huile tiède en massant légèrement les parties gonflées. Faire boire un à deux litres par jour de vin tiède étendu d'eau ou mieux d'infusion de bon foin et un à deux litres de café (75 grammes environ de poudre de café par litre). Donner un lavement tiède à l'eau de savon ; nourriture abondante et de très bonne qualité ; promener souvent le cheval à petits pas. Appeler le vétérinaire, si les œdèmes sont considérables, la respiration difficile et les animaux affaiblis.

Anémie. — État morbide caractérisé par la faiblesse musculaire et la pâleur des muqueuses. Pour la combattre, on donnera une nourriture très riche et très facile à digérer, foin de prés secs, avoines, tourteaux, thés de foin (foin infusé une heure dans l'eau bouillante), farine d'orge, café à petites doses, vin étendu d'eau et infusion de camomille. Faire prendre dans l'avoine ou le barbotage de la poudre de gentiane, 20 grammes par jour au bœuf, 10 grammes au cheval, 2 gr. 1/2 au mouton. Promenades, pansages soignés, travail modéré.

Aphtes. — Fièvre aphteuse, cocotte. — Éruption de vésicules sur la muqueuse de la bouche, les trayons et autour des onglons ; maladie contagieuse, accompagnée de fièvre, attaquant surtout les bœufs, mais aussi le mouton, le veau et le porc ; transmissible au cheval, au chien et à l'homme. *Traitement :* Verser dans un vase de terre un peu d'eau chaude sur environ 15 grammes (équivalent de trois cuillerées à bouche) d'acide salicylique, puis ajouter de l'eau tiède pour obtenir 4 litres et demi de liquide. La bouche et les pieds de l'animal malade doivent être soigneusement lavés trois fois par jour avec ce liquide, puis le haut du sabot bien saupoudré, après chaque ablution, avec de l'acide salicylique en poudre ; sur les mamelles on fera des onctions avec le mélange suivant ; saindoux, 150 grammes, jus de citron 15 grammes. Dissoudre deux cuillerées à bouche (soit dix grammes) d'acide salicylique dans de l'eau chaude, et ajouter cette dissolution dans la boisson des animaux dans la proportion d'un gramme d'acide salicylique par tête de bétail à prendre en trois fois par jour. L'étable sera désinfectée chaque jour à l'aide d'arrosages avec de l'eau dans laquelle on aura dissous (à chaud) 2 gr. 1/2 à 3 grammes d'acide salicylique par litre. Aliments de facile digestion ; administrer de temps en temps du sulfate de soude à dose rafraîchissante (150 à 200 grammes par jour), traire souvent et avec douceur.

Apoplexie. — Hémorrhagie dans l'intérieur du cerveau ou de la moelle ; l'animal chancelle et tombe subitement comme foudroyé, la respiration est gênée, haletante, la mort presque fatale ; en attendant le vétérinaire, saigner l'animal, affusion d'eau froide sur la tête, lavements salés et vinaigrés, frictions vigoureuses sur les extrémités avec l'essence de térébenthine.

Asphyxie. — Arrêt ou suspension de la respiration par submersion, écrasement ou compression, strangulation, gaz délétères, froid, coup de chaleur, foudre. En attendant le vétérinaire, faire disparaître la cause de l'asphyxie, enlever les harnais, mettre l'animal au grand air, le frictionner vigoureusement avec un bouchon de paille puis avec un chiffon imbibé d'essence de térébenthine, asperger la tête avec de l'eau froide essuyée aussitôt. *Aussitôt que possible* et en même temps que l'on donne les soins indiqués ci-dessus, ouvrir la bouche de force à l'aide d'un morceau de bois faisant levier, la faire maintenir ouverte, saisir la langue après s'être entouré la main d'un linge pour mieux la tenir et la tirer fortement, brusquement et complètement en avant, la lâcher pour la laisser revenir en arrière, puis la tirer à nouveau en dehors, la laissant revenir en arrière et ainsi de suite, de manière à faire 4 à 6 tractions rythmées par minute ; à moins que l'animal ne paraisse revenir, continuer pendant une dizaine de minutes. Ensuite insuffler de l'air par les narines à l'aide d'un soufflet manœuvré à petits coups intermittents comme dans la respiration naturelle, en même temps presser la poitrine et le ventre légèrement et lentement, pour imiter le mouvement des côtes.

Asphyxie des nouveau-nés. — Voir *Parturition*.

Avortement. — Expulsion du fœtus avant l'époque normale. 1° Avortement accidentel, résultant d'excès de travail, course, chute, saut, frayeur, coup, mauvais aliments, maladie ou faiblesse de la mère ou du fœtus. Laisser faire la nature ; si l'accouchement est difficile, voir article *Parturition*. Aussitôt après l'expulsion, faire dans la matrice une injection tiède d'eau où on aura fait bouillir des feuilles de noyer ; 2° Avortement contagieux ; redoutable, car il peut attaquer toutes les vaches d'une étable, apparaît généralement dans une étable à la suite de l'introduction d'une vache pleine que l'on vient d'acheter et qui avorte ; une ancienne vache de l'étable avorte à la suite et la contagion gagne de proche en proche. *Traitement* : Chaque matin laver soigneusement la queue, l'anus, la vulve, le périnée de chaque vache avec une éponge imprégnée de l'antiseptique suivant : eau de pluie 25 litres, cresyl 1 litre. Gratter chaque semaine le sol de l'étable, le nettoyer à fond et arroser copieusement avec le même mélange.

Blessures. — Voir *Plaies*.

Boiterie. — Voir au chapitre *Maladies des membres*.

Bronchite. — Inflammation de la membrane muqueuse des bronches, avec toux quinteuse, d'abord sèche, puis grasse et accompagnée d'un jetage abondant. *Traitement* : Repos au chaud, demi diète, boissons blanches tièdes, appeler le vétérinaire si ces moyens ne réussissent pas. La *bronchite vermineuse* (veaux et agneaux) est due à la présence de vers dans les bronches. Pour en dégager un troupeau, on le place dans un local clos où l'on fait dégager des vapeurs de goudron et de baies de genièvre jusqu'à ce que les animaux toussent. Ce traitement doit être fait deux fois par jour pendant sept ou huit jours.

Brûlure. — Altération produite sur les tissus vivants par l'action de la chaleur. Appliquer immédiatement des réfrigérants, irrigations ou bains prolongés d'eau froide ; ensuite cataplasmes de pommes de terre crue râpée. *Brûlure de la sole*, voir au chapitre *Maladies des membres*.

Cachexie aqueuse. — Maladie chronique du mouton qui devient anémique (muqueuses pâles, grande faiblesse). Supprimer les pâturages humides et la nourriture débilitante ; donner une alimentation riche, un demi-litre à un litre par jour d'avoine ; mettre des morceaux de sel gemme dans l'étable, si possible faire consommer des jeunes pousses de pin, de genévrier, de bruyère ; voir article *Anémie* pour la gentiane.

Catarrhe des cornes (chez le bœuf de trait). — Au début, réfrigérants sur la tête et breuvages rafraîchissants, saignée ; amputation de la corne si les moyens précédents échouent, afin de permettre au pus de s'écouler.

Catarrhe auriculaire du chien. — Maladie des oreilles. Nettoyer d'abord l'oreille au savon blanc, faire une fois par jour une injection de glycérine iodée (glycérine 4, teinture d'iode 1) jusqu'à guérison.

Chaleur (Coup de chaleur). — Menace d'asphyxie à la suite de courses rapides par grande chaleur, respiration difficile, rapide et bruyante. Faire immédiatement une saignée, sécher avec le couteau de chaleur, frictionner énergiquement, puis couvrir l'animal, lui donner à boire de l'eau froide, mais à petites doses souvent répétées. (Voir *Asphyxie*.)

Charbon (Sang de rate). — Maladie bactérienne, contagieuse, incurable, que l'on doit éviter en faisant vacciner préventivement les animaux, surtout les moutons, suivant la méthode pastorienne.

Clavelée. — Petite vérole des moutons, contagieuse, caractérisée par une éruption de boutons à la peau ; on doit la prévenir par la clavelisation.

Cocotte. — Voir *Aphtes.*

Coliques. — Peuvent être le symptôme de différentes maladies ; proviennent souvent d'un refroidissement (eau trop froide), d'un travail excessif, d'une mauvaise nourriture (luzerne mouillée par la rosée par exemple). Le cheval est inquiet, regarde souvent son flanc, agite la queue, gratte la terre, se couche, se relève ; si le mal est grave, l'animal se laisse tomber, le ventre et le flanc sont gonflés, couverts de sueur, les naseaux très dilatés, la respiration pénible, les oreilles deviennent froides, la peau glacée, les yeux blancs et la mort survient. Quand les coliques sont produites par la difficulté d'uriner, le cheval se campe souvent sans résultat, la maladie cesse dès que l'animal urine : pour arriver à ce résultat, on conduit, l'animal dans une bergerie fermée et chaude sur le fumier de mouton, on le bouchonne vigoureusement et pendant ce temps on fait chauffer deux couvertures qu'on lui applique bien chaudes sur le corps, surtout sur les reins et autour du ventre, on les lui attache de façon à le faire suer, il est rare que ce procédé ne réussisse à le faire uriner. Lorsque les coliques proviennent d'autre cause, elles sont plus graves ; en attendant le vétérinaire qui doit être appelé au plus tôt, on bouchonnera le cheval avec un bouchon de paille sous le ventre, sur les flancs et les reins ; on frictionnera vigoureusement les membres et le dos avec de l'essence de térébenthine ou du vinaigre chaud. Administrer toutes les dix minutes un lavement froid à l'eau de son ou de savon. Promener l'animal doucement, couvert si la température est froide. Quand l'animal par suite de coliques très violentes ne peut plus marcher, le rentrer à l'écurie avec une très bonne litière. La saignée qui est bonne dans les coliques rouges (coliques intestinales) peut être funeste dans les autres cas.

Coliques des poulains. — Proviennent de

ce que le méconium (matières fécales accumulées pendant la gestation) forme une pelote dure, volumineuse, que l'animal n'évacue pas. Administrer au petit malade un verre du lait de la mère, auquel on a ajouté 30 grammes d'huile de ricin, 15 grammes de crème de tartre soluble et 2 grammes de laudanum. Au bout de deux ou trois heures, il survient une défécation abondante, les coliques disparaissent, le poulain est sauvé.

Coliques des bêtes bovines. — (Voir *Météorisation*).

Contusions. — Chocs produits par des coups de pied, de corne, des chutes, etc. La gravité des lésions varie suivant la région blessée et la force du coup. Un choc faible produit simplement un peu de chaleur et de rougeur (si la peau est blanche) ; plus important, une bosse plus ou moins forte, qui est d'abord de consistance molle et cédant sous le doigt ; très fort, il peut produire un écrasement des muscles, des vaisseaux et briser les os. Par exemple, les contusions de la face interne de la jambe causent très souvent une fracture quelques jours après. *Soins :* Aussitôt l'accident arrivé, on applique pendant un quart d'heure à plusieurs heures, suivant gravité, des compresses souvent renouvelées d'eau froide et d'eau salée sur le point blessé. On ne doit pas crever la bosse, mais la recouvrir de deux ou trois couches du mélange suivant : eau-de-vie, un demi-verre ordinaire, savon râpé, gros comme une noix. Quand la contusion est au bas des membres, on met pendant plusieurs heures l'animal à l'eau courante. Dans les cas graves, quand ces soins ont été donnés, on appellera le vétérinaire.

Corps étrangers. — 1° Introduits dans la peau (clous, épines, etc.,). On les enlèvera avec précaution pour qu'ils ne se brisent pas dans la plaie et on lavera ensuite à l'eau alcoolisée (eau-de-vie à 50° environ) ; 2° dans l'oreille, pour faciliter l'extraction, on commencera par injecter de l'huile d'olive ; 3° dans l'œil (balles de graminées), on fermera délicatement la paupière en la tirant fortement en avant de façon à ce que dans ce mouvement elle balaye l'œil. Si l'on ne réussit pas, appeler le vétérinaire.

Corps étrangers dans l'œsophage. — Cet accident, qui peut se produire sur le cheval, mais est surtout fréquent chez les bêtes bovines, a pour cause un fruit, une grosse pomme de terre, un navet, etc., non broyé, et qui restant en route comprime la trachée et détermine l'asphyxie. On voit généralement l'animal prendre le corps étranger ; presque aussitôt, il survient des mouvements de tête et de l'encolure, de la toux, une bave abondante, la respiration s'embarrasse. *Traitement:* Faire avaler doucement à petites gorgées, de l'huile ou à défaut de l'eau ; pratiquer la traction rythmée de la langue (voir *Météorisation*). Essayer avec le doigt avec précaution de faire remonter le corps en pressant doucement de bas en haut le cou en dessous du gonflement qu'il produit. Voici d'autre part les conseils que donne M. Arrault.

S'il s'agit d'une pomme de terre ou d'une racine cuite, on cherche à l'écraser par des pressions de haut en bas, puis à la faire tomber dans l'estomac. Si ces moyens sont insuffisants, on cherche alors à refouler le corps étranger en exerçant une pression directe sur lui à l'aide d'une baguette flexible, un nerf de bœuf par exemple, ronde à son extrémité et garnie d'étoupe ou de linge, afin d'éviter le déchirement de la membrane œsophagienne. Enfin, si ce dernier moyen est sans succès, l'ouverture de l'œsophage est indispensable. Si le vétérinaire n'est pas là, et si la respiration est complètement supprimée, si la suffocation est imminente, le cultivateur ne doit pas hésiter, il doit faire lui-même l'opération. Il arrivera de deux choses l'une : ou l'incision sera bien réussie, et à son arrivée le vétérinaire conduira à bonne fin l'opération commencée ; ou bien encore elle aura été mal faite, et alors l'on abattra l'animal, et sa chair restera ainsi dans la condition d'une bonne vente, ce qui n'arriverait pas si l'animal périssait. Pour éviter ce danger aux animaux, il est prudent de ne leur donner que des racines coupées. Si on surprend un animal mangeant à même un tas de racines, il faut bien se garder de l'effrayer ; il faut, au contraire, le chasser doucement pour lui donner le temps de broyer la racine qu'il a dans la bouche ; autrement, la frayeur et la surprise pourraient la lui faire avaler tout entière, et conséquemment amener l'accident dont nous venons de parler.

Chez le porc, cet accident est fréquent, l'animal alors ne peut plus avaler, devient triste, anxieux et se met à baver; il reste la gueule ouverte, comme prêt à vomir. Le lendemain l'animal, s'il n'est pas débarrassé, reste la tête basse, la langue pendante, cherchant à boire. Il ne peut manger et maigrit rapidement. Il n'y a pas à essayer le refoulement qui presque toujours est mortel; mais appeler le vétérinaire pour qu'il pratique des piqûres d'apomorphine (5 centig.) suivant la méthode de M. Moulis; quelques minutes après le corps est expulsé.

Courbature — Résulte d'un excès de fatigue; le cheval ne mange pas, marche difficilement, respire avec peine, est frissonnant; les yeux sont injectés de sang. Bouchonner le cheval, le mettre au repos dans une écurie bien aérée; faire prendre des barbotages et une infusion de racines de chiendent; lavement salé froid.

Crampe. — Contraction subite d'une région musculaire, généralement un des membres postérieur, résultant souvent d'un refroidissement. Le membre du cheval devient raide, ne fléchit plus; la crampe a une durée variable, quelques heures à deux jours. Frictionner énergiquement en massant la partie atteinte; agir peu à peu et doucement sur l'articulation pour la faire plier.

Dartres. — Maladie de peau consistant en un ramollissement de l'épiderme avec suintement de sérosité, puis suppuration fétide avec chute des poils. *Traitement* : Couper les poils, nettoyer la plaie à l'eau et la toucher deux fois par jour avec le mélange suivant : eau 10 parties, acide azotique 1 à 2 parties et y appliquer ensuite chaque jour la mixture suivante : glycérine 5 parties, teinture d'iode 1 à 2 parties

Diarrhée des chiens. — On l'arrête facilement au début en faisant prendre au chien 0 gr. 50 à 1 gramme d'ipéca (suivant sa grosseur) et de l'eau de riz ou de la tisane de chiendent.

Diarrhée des veaux. — Au début faire prendre, suivant taille, 30 à 70 grammes de tartre soluble dans 2 à 4 litres d'eau miellée; diminuer la nourriture ; faire boire du café (1 à 2 litres par jour); étendre le lait avec son volume d'infusion de camomille (30 têtes de fleurs par litre) ou d'eau de riz ; lavements amylacés (riz 10 gr., amidon 10 gr., bouillis dans un litre d'eau, passés et administrés tièdes).

Ebullition ou échauboulure. — Apparition subite de boutons très éphémères surtout aux épaules, aux côtes, à l'encolure du cheval. Frictionner les parties atteintes au vinaigre chaud, donner un litre de café et un léger purgatif (200 à 400 gr. de sulfate de soude).

Ecart de l'épaule. — Lésion de l'épaule déterminant une boiterie ; en attendant le vétérinaire mettre le cheval à l'écurie, en l'entravant par des courroies pour limiter le plus possible le mouvement des membres antérieurs.

Empoisonnement. — Réclamer le vétérinaire; en l'attendant, quand on connaît le poison, administrer les contrepoisons suivants. Acides sulfurique, nitrique, chlorhydrique, acétique, phénique, eau de cuivre : breuvages d'eau de savon, d'eau de cendres, lait ; — Poisons végétaux, éllébore, colchique, scille, belladone, jusquiame, ciguë, morelle, aconit, tabac : breuvages de café ; — Potasse, soude, ammoniaque, eau de javelle, phosphore, arsenic, cuivre et ses composés : breuvage d'eau albumineuse (4 blancs d'œufs par litre d'eau); — Digitale, noix vomique, strychnine: eau d'écorce de chêne. — Quand on ignore la nature du poison, café.

Epilepsie (Haut mal). — Aucun remède lorsqu'elle ne provient pas de vers comme c'est fréquent chez les jeunes chiens.

Farcin. — Voir *Morve*.

Fièvre aphteuse. — Voir *Aphtes*.

Fièvre vitulaire, fièvre de lait, fièvre puerpérale. — Consécutive à la parturition chez les vaches, atteint surtout les vaches grasses et bonnes laitières, se déclare de 2 heures à 6 jours après le vêlage. La vache ne mange plus, est agitée, inquiète, puis se couche; l'œil devient terne, enfoncé, la bouche baveuse, les extrémités froides. *Traitement :* Logement sain et chaud, couverture, boisson tiède (un litre à la fois) d'infusion de camomille ou de tilleul avec une poignée de sel marin. Lavements fréquents (toutes les heures) à l'eau de savon salée, traire souvent : saignée chez les bêtes pléthoriques ; placer un sac plié en quatre sur les reins et l'arroser toutes les cinq minutes d'eau froide. Vétérinaire, si la maladie ne cède pas à ce traitement.

Fourbure. — Voir aux *Maladies des membres.*

Gale. — Maladie parasitaire de la peau causée par des acariens et produisant une démangeaison et la chute partielle du poil. — *Gale du cheval et du bœuf.* Tondre les poils s'ils sont longs et frictionner deux fois à trois ou quatre jours d'intervalle avec un mélange par tiers de benzine, de pétrole et d'huile. — *Gale du mouton.* Si plusieurs moutons sont atteints de la gale le troupeau tout entier le sera bientôt, il faut donc faire tondre tous les moutons et les tremper pendant cinq minutes en frictionnant ferme sur tout le corps avec une brosse de chiendent dans un bain arsenical, dit de Tessier. Ce bain se prépare en faisant bouillir durant dix minutes les substances suivantes qu'on verse ensuite dans un cuvier pour être employées tièdes : acide arsénieux, 1 kilogr ; protosulfate de fer, 10 kilogr ; eau 105 litres. Avoir bien soin, après le bain, de laisser les moutons s'égoutter sous un hangar ou dans une grange, dans laquelle il n'y aura aucun brin de paille ou de foin, afin que les animaux ne s'empoisonnent pas en mangeant des parcelles de fourrage mouillées du liquide du bain. Ces conditions remplies, il n'y a aucun danger, ni pour les moutons, ni pour les hommes qui les font baigner. Ce bain peut servir pour un troupeau de plusieurs centaines de moutons. Le sulfate de fer colorant la laine, on peut avantageusement le remplacer par du sulfate de zinc. — *Gale rouge du chien.* Affection grave qui réclame des soins assidus et suivis. A l'intérieur, pour donner des forces au malade, donner pendant 8 jours, de 3 à 6 granules au milligramme d'acide arsénieux par jour. Pendant 8 autres jours, cesser l'acide arsénieux et donner 50 centigrammes d'iodure de potassium dissous dans l'eau. Nourriture très riche (viande, biscuit de viande.) Laver tous les jours la peau avec de l'eau cresylée à 2 ou 3 0/0 ; savonner au savon noir et quand l'animal est sec, appliquer sur tous les points malades la pommade antiseptique. Désinfecter la niche après guérison avec un liquide antiseptique (par exemple, eau 100 parties, Crésyl-Jeyès, 10 parties).

Garrot (mal de). — Maladie d'une ou plusieurs apophyses du garrot caractérisée par l'existence d'une fistule. Réclamer le vétérinaire pour débrider l'ouverture, faire des contre-ouvertures, passer des mèches. On peut essayer l'irrigation continue froide.

Gourme. — Éruption de pustules sur la peau se compliquant souvent d'une inflammation catarrhale des voies respiratoires ; paraît être contagieuse. Lorsque la gourme est bénigne, des soins hygiéniques, écurie chaude, barbotages tièdes, bandages autour de la gorge pour la maintenir chaude suffisent ; ouvrir les abcès qui peuvent survenir dans l'auge lorsqu'ils sont mûrs. Lorsque la gourme ne cède pas à ces moyens, appeler le vétérinaire.

Hématurie (Pissement du sang, mal de brou). — Faire prendre de la tisane de graine de lin faite par infusion à froid, et 5 à 20 grammes par jour, suivant la taille, d'azotate de potasse. Si l'état est grave et le sujet pléthorique, petite saignée. Demi-diète émolliente, barbotages, soupes, racines cuites.

Hémorrhagies (Écoulement de sang). — *Saignement de nez* ; souvent symptôme de morve : repos, eau froide sur la tête. — *Hémorrhagie de l'utérus* (suite de coups, avortement, parturition, délivrance) : injections chaudes dans la vulve avec une décoction d'écorces de chêne, des lavements et breuvages acidulés. — *Hémorrhagies de la plèvre, de l'intestin, du péricarde, du péritoine* : graves, repos, breuvages froids acidulés en attendant le vétérinaire. — *Hémorrhagies externes* : 1° Sang sortant en nappe en petite quantité : laver la plaie à l'eau fraîche pure ou alcoolisée à 50 degrés environ, appliquer une compresse ; 2° Sang abondant mais de couleur foncée (veineux) : comprimer la plaie d'abord quelques instants avec le doigt puis un morceau d'amadou qu'on fixe si possible par des bandes de toiles ; si le sang ne s'arrête pas et que la plaie siège à un membre, faire un lien circulaire ; si le vaisseau rupturé est visible dans la plaie, le fermer avec du lin ou de la soie ; 3° Sang abondant sortant par saccades et très rouges (sang artériel) grave, faire une ligature immédiate du vaisseau ; vétérinaire.

Hernie. — Déplacement d'un organe interne qui sort de sa cavité naturelle. Réclamer le vétérinaire. Dans la hernie inguinale du cheval (descente de l'intestin dans les bourses) grave, l'animal encense, s'assied par moments sur le derrière ou se met sur le dos ; en attendant le vétérinaire qui doit être appelé au plus tôt, promener le cheval doucement, lui appliquer des compresses froides dans la région des bourses.

Indigestion du cheval. — Maladie souvent mortelle produite par l'ingestion de foin encore en fermentation. Se manifeste par une agitation violente du cheval, qui cherche à s'échapper de l'écurie, et se frappe la tête contre les murs. Il faut le faire sortir immédiatement en liberté, ou mieux l'introduire dans une bergerie ; on lui donne un purgatif, 30 grammes d'aloès en poudre dans une pâte de farine et de miel, puis un barbotage contenant 200 gr. de sulfate de soude. On le soumet ensuite à la demiration jusqu'à sa guérison.

Indigestion des ruminants. — Voir *Météorisation*.

Maladie des jeunes chiens. — Caractérisée par une éruption pustuleuse à la peau, compliquée souvent d'une inflammation des organes respiratoires ou abdominaux ou de troubles nerveux. 1° Si la maladie affecte la forme de catarrhe nasal et bronchique, léger vomitif (ipéca 0 gr. 25 à 1 gr. dans de l'eau) tenir les animaux chaudement, bonne nourriture, viande cuite, lait, bouillon de tête de mouton, essence de térébenthine 2 à 4 grammes par jour en pilules suivant force pour tarir la sécrétion; trois à quatre cuillerées à café, deux ou trois fois par jour, sont excellentes; 2° Forme pneumonique ou d'entérite diarrhéique : vétérinaire; 3° Forme paralytique ou de chorée: généralement incurable.

Mammite. — Inflammation des mamelles qui deviennent gonflées, rouges et sensibles, avec diminution du lait; fièvre et perte de l'appétit. *Traitement :* Traire huit à dix fois par jour les trayons malades avec précaution de façon à enlever la sérosité et ensuite placer la mamelle dans un gros cataplasme de farine de lin tiède que l'on maintiendra en place par un fichu et des cordes passant sur le dos. Onctions d'onguent populéum. Donner des barbotages tièdes; ne pas laisser téter pendant quelques jours.

Météorisation (gonflement, enflure). — 1° *Bêtes à cornes :* indigestion gazeuse produite par de mauvais aliments, fourrages humides, etc., et qui peut asphyxier l'animal en un quart d'heure en empêchant les mouvements de la respiration. Le flanc gauche augmente subitement et d'une façon considérable, l'animal est d'abord triste, puis trépigne de derrière; bientôt, s'il n'y a pas de traitement, la respiration devient haletante, la langue pend et devient bleuâtre, les yeux sortent de la tête, l'animal chancelle, tombe et meurt. *Traitement à suivre par ordre :* Ne pas faire courir l'animal, mais le rentrer doucement dans l'étable et lui mettre une litière excessivement épaisse; faire boire un peu brusquement et à grandes gorgées un litre d'eau froide salée avec 300 grammes de sel. Pratiquer pendant cinq à six minutes la traction rythmée de la langue (maintenir la bouche ouverte, saisir la langue et la tirer fortement, brusquement et complètement en avant, la lâcher alors subitement pour qu'elle revienne en arrière, puis la tirer à nouveau et ainsi de suite de manière à produire quatre à six tractions par minute). Pendant ce temps faire frictionner vigoureusement le flanc gauche et le ventre. Si le flanc ne baisse pas, redonner même quantité d'eau salée ou deux grandes cuillerées d'ammoniaque (plus énergique) dans un litre d'eau. Si l'animal est menacé d'asphyxie (langue pendante, bleuâtre), avant qu'il ne tombe, donner une issue aux gaz en perçant la peau du flanc gauche à mi-distance entre la dernière côte et la pointe de l'os de la hanche (environ 10 à 12 centimètres en arrière de la dernière côte) et à environ 10 à 12 centimètres en dessous de l'épine dorsale, soit, de préférence avec le trocart dont on retire aussitôt la lame, le tube restant dans la plaie, soit au moyen d'un coup de couteau pratiquant une ouverture où l'on introduira pour empêcher qu'elle se referme un tuyau quelconque d'environ un centimètre de diamètre, sureau vidé, entonnoir, etc. Ce conduit sera nettoyé de temps en temps avec un brin de bois ou un fil de fer pour que les gaz puissent librement sortir. Après dégonflement on laissera encore pendant quelques heures le tube du trocart ou le tuyau dans la plaie et on redonnera une fois de l'eau salée, ensuite deux litres d'infusion de camomille et nourriture légère (barbotages, etc.). La plaie sera lavée matin et soir jusqu'à cicatrisation avec de l'eau alcoolisée (eau-de-vie à 50 degrés environ) ; 2° Si, faute de soins, l'animal est tombé par terre (ce qui est souvent mortel par suite de lésions internes), s'empresser de le percer au flanc et de pratiquer la traction rhytmée de la langue. Si l'animal ne revient pas au bout de 2 à 3 minutes, provoquer sa mort en le saignant au cou pour qu'il ait encore une certaine valeur comme bête de boucherie. — 2° *Moutons* : Mêmes soins, mais en employant seulement 35 grammes de sel dans un quart de litre d'eau et 15 grammes d'ammoniaque dans le même volume d'eau.

Métrite. — Inflammation de la matrice avec écoulement d'abord muqueux, puis purulent. Injection d'écorce de chêne ; bonne nourriture, quinquina (50 grammes par jour pour jument ou vache).

Morve. — Maladie des solipèdes, incurable, contagieuse à l'homme ; réclamer le vétérinaire.

Noir-museau. — Maladie parasitaire du museau du mouton. Frictions au point malade avec l'huile de cade.

Paralysie. — Inertie musculaire généralement incurable ; vétérinaire.

Parturition (Accouchement, mise bas). — J'emprunte à M. Bissange (*Premiers secours en cas d'accident*) les excellentes notes suivantes :

On appelle parturition, part, accouchement, mise bas, l'expulsion naturelle du fœtus à terme de la cavité utérine. Rappelons ici le terme normal de la gestation pour chaque espèce domestique :

La jument porte de	340 à 360	jours ou environ	11 m. 1/2	
La vache	—	275 à 290	—	9 m. 1/2
La brebis	—	147 à 151	—	5 m.
La truie	—	116 à 125	—	4 m.
La chienne	—	58 à 65	—	2 m.
La chatte	—	50 à 60	—	2 m.
La lapine	—	27 à 34	—	1 m.

SYMPTOMES DU PART. — Quelques jours avant la mise bas, les mamelles se gonflent, le flanc se creuse, le ventre descend, la vulve s'agrandit, se tuméfie, laisse écouler un liquide glaireux ; les ligaments situés de chaque côté de la base de la queue se relâchent.

Bientôt la femelle est inquiète, trépigne, bat de la queue, se couche, se relève à chaque instant. Plus tard, les douleurs commencent et sont plus rapprochées, de plus en plus fortes. Après un temps plus ou moins long, la poche des eaux apparaît. Les contractions utérines (coliques) augmentent d'intensité, la femelle réunit ses quatre membres, vousse le dos et pousse avec force. La poche des eaux apparaît davantage, puis se rompt ; le fœtus avance peu à peu ; les pieds antérieurs se montrent (quelquefois les postérieurs) et la tête (ou la queue) apparaît si le part est normal. Après quelques fortes douleurs, le fœtus est expulsé en entier.

SOINS PENDANT LA PARTURITION. — Au début, dès les premières douleurs, laisser la femelle tranquille, éloigner les importuns et fermer les issues du local ; une seule personne restant à l'écurie est suffisante pour surveiller le part et prévenir des accidents qui peuvent survenir. Laisser agir la nature et ne pas intervenir trop tôt. Si le part est languissant, introduire le bras bien lavé et huilé dans le vagin et s'assurer si la position du fœtus est normale : si un obstacle quelconque existe, prévenir le vétérinaire et se bien garder d'exercer des tractions intempestives. Si le fœtus est bien placé, attendre un peu, réveiller l'énergie de la mère par des breuvages chauds de camomille, du vin, etc. Chez la jument, il ne faut pas attendre trop longtemps, car le poulain serait mort au bout de deux ou trois heures.

SOINS A DONNER A LA MÈRE APRÈS LE PART. — Frictionner doucement la mère, principalement sous le ventre, avec un bouchon de foin ; la couvrir plus ou moins suivant la température. L'habitude de certains cultivateurs de faire prendre un litre de vin chaud sucré est à recommander. Un peu plus tard, donner cinq à six litres d'eau tiède additionnée de son ou de farine d'orge. Veiller à la sortie du délivre, que quelques vaches ont de la tendance à manger. Faire une bonne litière, fermer les portes ou les fenêtres de l'écurie pour éviter les courants d'air. Une heure environ après le part, traire la vache ou présenter le veau au pis. Si la vulve de la mère est contusionnée ou déchirée, faire des lotions tièdes avec de l'eau de son ou de mauve légèrement alcoolisée. — SOINS A DONNER AU NOUVEAU-NÉ. — En règle générale, il faut d'abord débarrasser le petit animal des enveloppes et mucosités qui peuvent le recouvrir. Couper le cordon ombilical à trois centimètres environ du nombril et le lier avec une ficelle propre. Oter les matières filantes qui obstruent les naseaux et la bouche. Sécher le nouveau-né avec un linge sec ou une poignée de foin ; le saupoudrer d'un peu de son ou de farine et le présenter à la mère, qui le léchera. Au bout d'une heure environ, quand il a pris respiration, le porter près des mamelles de la mère et tâcher de le faire téter légèrement.

En cas de syncope, de mort apparente, pratiquer la traction rythmée de la langue (voir *Météorisme*).

Phtisie. — Tuberculose pulmonaire, bêtes qui toussent. Maladie contagieuse, non héréditaire, inguérissable ; au début les animaux peuvent encore engraisser.

Piqûres de guêpes, frelons, abeilles, peuvent être graves en grand nombre surtout à la tête. Laver à l'eau fraîche, puis à l'eau mélangée de vinaigre les parties atteintes ; dans les cas graves, faire boire du café.

Piqûre de vipère, généralement non mortelle sur les grands animaux, très dangereuse sur le chien. Ouvrir la morsure (deux petites plaies côte à côte), faire saigner fortement; si la plaie est à un membre; faire une ligature serrée au-dessus de la piqûre, laver la place à l'alcool ; si possible appliquer sur la plaie une ventouse (petit verre dans lequel on brûle du papier). Faire boire des boissons alcooliques chaudes (vin, etc.,) ou du café.

Plaie. — Arrêter l'hémorrhagie (voir ce mot); nettoyer la plaie, rapprocher les lèvres à l'aide de bandes collantes ou de suture et appliquer des liquides alcooliques à 50° degrés.

Pleurésie. — Inflammation de l'enveloppe des poumons ; grave, réclame le vétérinaire.

Pneumonie. — Inflammation des poumons; grave, réclame le vétérinaire.

Pousse. — Essoufflement avec battement irrégulier des flancs. Donner des aliments nutritifs sous un petit volume, peu ou pas de foin, mais de la paille de blé à discrétion, des barbotages clairs à la farine d'orge, de l'avoine, du vert et surtout des fourrages arrosés avec de la mélasse ou des sucres en dissolution dans de l'eau. Faire prendre de l'acide arsénieuse dans le barbotage, 25 centigrammes à 1 gr. par jour, en commençant à dose faible pour augmenter peu à peu.

Poux. — Insectes parasites. Nettoyer la peau au savon noir, puis faire deux frictions avec un mélange par parties égales de benzine et d'huile de pétrole.

Rage. — Maladie virulente du chien et du chat transmisible par morsure. Inguérissable, abattre les animaux mordus; les personnes mordues doivent immédiatement se rendre à l'Institut Pasteur, à Paris.

Renversement du vagin. — Sortie du vagin à travers la vulve; en attendant le vétérinaire, faire lever la bête et lui mettre une litière abondante de façon que le train de derrière soit plus haut que celui de devant; essayer avec précaution de faire rentrer l'organe en le nettoyant s'il est souillé de fumier.

Tétanos. — Contraction des muscles; maladie bacillaire, contagieuse par les plaies, généralement incurable ; vétérinaire.

Tournis. — Maladie cérébrale du mouton, causée par un cœnure et caractérisée par un mouvement tournant. Le mieux est de livrer immédiatement les malades au boucher.

Verrues. — Excroissances cutanées ou sous-cutanées que l'on doit exciser et cautériser superficiellement avec l'acide azotique.

Vers. — Parasites intérieurs des animaux. 1° Vers des poulains, 1 à 6 centigrammes par jour, suivant l'âge, de santonine en pilules ou granules pendant cinq jours, ensuite purgation légère ; 2° Vers du chiens, 10 à 20 centigrammes environ de santonine par jour, purgation légère 2 heures après.

Vertige. — Maladie cérébrale par suite de laquelle l'animal tend toujours à aller en avant et ne peut reculer. 1° Vertige essentiel, se manifeste surtout chez les animaux jeunes, bien nourris ; peut être la suite de coups sur la tête. Tête basse, marche impossible, l'animal cherche à tourner, tombe, se relève, se jette contre les obstacles ; respiration accéléré, haletante ; très grande sensibilité au bruit, sueur, mort quelquefois en quelques minutes. Saigner aussitôt, appliquer des compresses d'eau froide sur le crâne, lavement à l'eau de savon salée ; vétérinaire au plus tôt ; 2° Vertige symptomatique, résultat d'indigestion avec coliques, période d'hébétude, accès furieux. Frictions énergiques sur les membres à l'essence de térébenthine ; lavements froids salés (Voir *Indigestion* pour les autres soins.)

Gazette des Campagnes, *journal hebdomadaire pratique de la vie rurale.* Un an : **6 fr.** Bureaux, 4, rue du Bac, Paris.

LES MALADIES DU PIED
ET DES JAMBES

Aggravée. — A pour cause la perte du fer au cours d'un voyage où on ne peut le faire remplacer. Se produit surtout sur les chevaux ou bœufs qui ont le pied plat, la sole mince ; quelquefois la corne est usée, au point de présenter une ou plusieurs plaies saignantes; la sole est amincie et cède facilement à la pression du doigt; la marche est alors très douloureuse. L'animal devra rester déferré jusqu'à guérison ; repos absolu; diminuer la congestion en le mettant au bain de rivière pendant le jour ; pour la nuit, entourer le pied de terre grasse humide et aspergée de vinaigre (1/6 environ de l'eau), le tout maintenu par des bandages de linge; la sole sera, matin et soir, badigeonnée de suie délayée dans de l'huile ou du goudron afin de former une pâte épaisse protectrice. Si ces moyens ne réussissent pas et que la marche reste douloureuse, consulter le vétérinaire.

Atteinte. — Contusion ou plaie contuse dans le bas des jambes (couronne, paturon ou boulet), généralement produite par le fer d'un des pieds du cheval (chevaux qui forgent, chevaux qui se coupent). L'endroit blessé est chaud, gonflé, douloureux à la pression et l'animal se met tout à coup à boiter. S'il y a plaie, nettoyer soigneusement avec de l'eau alcoolisée (à 40 degrés environ) ou de l'eau-de-vie ou mieux de l'eau crésylée (Crésyl 5 0/0 en volume), mettre ensuite un cataplasme entre deux linges, après l'avoir arrosé d'extrait de saturne sur la face qui touche la plaie. Lorsqu'il n'y a pas plaie ouverte mais que la région est chaude et engorgée, appliquer des cataplasmes chauds de son bouilli ou de farine de lin. Si possible, mettre de temps en temps l'animal à l'eau courante. L'atteinte dans le voisinage du sabot est grave et demande l'irrigation froide continue. Si l'on craint la formation d'un abcès intérieur, appeler le vétérinaire pour qu'il l'ouvre prématurément. Si l'atteinte a eu pour cause le fer, appliquer une ferrure spéciale.

Bleimes. — Contusion des tissus sous-ongulés du pied dans la région des talons qui deviennent très sensibles. Il y a plusieurs sortes de bleimes : 1° bleime foulée et sèche ; 2° bleime humide ; dans ces deux cas parer le pied, amincir le talon, appliquer pendant deux ou trois jours des cataplasmes émollients sur le pied nu ; ferrer à planche ou à éponge large, si la fourchette est mauvaise et panser souvent à l'onguent de pied ; 3° bleime suppurée ; enlever la partie décollée par la suppuration et traiter ensuite comme ci-dessus ; 4° bleime compliquée. (Voir *Javart cartilagneux*).

Boiterie. — Indice de la lésion d'une partie d'un membre. Pour reconnaître quel est le membre boiteux, on se souviendra : 1° que le cheval qui boite d'un membre postérieur enlève la croupe du côté du membre malade quand il l'appuie par terre ; 2° que le cheval qui boite du devant, relève la tête et la rejette ensuite du côté non malade au moment où il pose par terre le membre qui le fait boiter. Certaines boiteries s'atténuent et même disparaissent par l'exercice, d'autres, au contraire, paraissent ou s'aggravent par le travail (boiterie intermittente, vice rédhibitoire). La boiterie provient souvent d'une blessure au pied, produite par caillou, verre, clou de fer ; une piqûre de maréchal peut amener la boiterie, quelquefois seulement après quatre ou cinq jours ; dans ce cas déferrer. (Voir *piqûre*.)

Bouleture. — Déviation du boulet qui sort en avant de la ligne d'aplomb, elle résulte d'une autre affection et demande le traitement du vétérinaire, qui jugera s'il doit pratiquer la ténotomie simple ou double.

Brûlure de la sole. — Lorsque le maréchal a trop chauffé le fer ou l'a maintenu trop longtemps sur le pied, la sole est chauffée (cas bénin) ou brûlée (cas plus grave); elle est jaunâtre avec points noirs. La boiterie apparaît immédiatement ou quelques jours après la ferrure. Dans les cas anciens, il y a abcès avec décollement de la paroi ou de la sole avec pus noirâtre, fétide. Déferrer, si possible longs bains de rivière. A l'écurie, mettre le pied dans un cataplasme de terre grasse, humectée d'eau vinaigrée. Plus tard, appliquer la pommade au goudron. Quand il y a abcès, vétérinaire.

Capelet. — Tumeur molle de la pointe du jarret. Au début, douches fréquentes à l'eau froide, ensuite frictions à la pommade mercurielle. Les animaux peuvent continuer à travailler. Tare très rebelle. Lorsqu'il y a un kyste, appeler le vétérinaire qui le ponctionnera et y injectera une solution d'iode.

Clou de rue. — Blessure produite à la face inférieure du sabot par un clou ou tout autre objet dur. La gravité dépend de la profondeur de la blessure et de la partie atteinte, les blessures à la partie médiane de la sole sont les plus mauvaises. L'animal atteint de clou de rue boite plus ou moins; si le clou a été enlevé aussitôt, il existe un orifice laissant suinter du sang ou de la sérosité. Retirer le clou avec précaution de peur qu'il ne se brise dans la plaie; enlever avec la reinette la robe ou la fourchette jusqu'à l'endroit ou le clou est parvenu. Appliquer sur la partie blessée et maintenir au moyen d'éclisses en bois et de beaucoup d'ajusture un pansement de boulettes d'étoupes trempées dans l'eau-de-vie. Faire fréquemment tremper le pied malade dans un seau contenant de l'eau grasse (eau de vaisselle) jusqu'à ce que l'animal pose le pied. Les bains de rivière sont aussi à conseiller. Dans les cas graves on emploiera la liqueur de Villatte. On peut aussi faire prendre des bains prolongés dans un seau contenant : eau, 10 litres, sulfate de cuivre, 80 grammes. L'irrigation continue à l'eau froide pendant huit à dix jours réussit merveilleusement, mais réclame l'intervention du vétérinaire pour ouvrir un canal avec le bistouri. Dans les cas graves, le vétérinaire est du reste indispensable.

Courbé. — Voir *Tarés osseuses*.

Couronné (*cheval*). — Plaie des genoux, grave parce qu'elle peut laisser des traces indélébiles, cicatrices, absence des poils, poils d'autres couleurs. La gravité de la blessure est variable. On doit laver délicatement la plaie à l'eau froide et, si possible, mettre le cheval à la rivière et, si c'est un animal de prix, ne rien faire d'autre avant d'avoir consulté un vétérinaire habile qui, par une opération, évitera, même dans les cas graves, que l'animal conserve aucune trace de l'accident. Pour les chevaux communs on peut employer les deux procédés suivants qui réussissent souvent à conserver le poil.

1° Remplissez une bouteille d'un litre avec un tiers de sel de cuisine préalablement séché sur feu et deux tiers d'eau-de-vie ; bouchez soigneusement et agitez vivement, assez longtemps pour saturer de sel le liquide. Laissez reposer jusqu'à ce que l'eau-de-vie redevienne claire et limpide par le complet dépôt du sel au fond. Évitez de brouiller au moment de l'employer, imbibez des compresses assez épaisses pour pouvoir être humectées, sans enlever les genouillères qui serviront à les maintenir, en empêchant le cheval de les arracher. Ne craignez pas de faire promener un cheval pendant ce traitement afin d'éviter qu'une cicatrisation opérée durant un repos trop prolongé ne rétrécisse les tissus. En moins de quinze jours, des genoux excoriés jusqu'aux os ont été recouverts d'un duvet de poils renaissants.

2° On conduit lentement le cheval blessé à l'écurie, on verse abondamment de l'eau fraîche sur la blessure pour la bien déterger, mais en s'abstenant de frotter ; on essuie en appliquant légèrement sur la plaie un morceau de toile douce, et on place sur la blessure une épaisseur d'un doigt de bon coton, que l'on fixe au moyen d'une large bande de flanelle (pas de toile); on recouvre et l'on fixe ensuite le tout avec une genouillère qui ne devra pas être fortement serrée. On laisse le cheval au repos pendant trois ou quatre jours, sans toucher au pansement. On enlève alors avec soin le coton, sans toucher à la croûte qui s'est formée. On promène un peu le cheval au pas, afin que la croûte ne se brise pas. On replace du coton sur la plaie, sans enlever celui qui est resté adhérent à la croûte, puis on replace le bandage et la genouillère. Au bout de douze à treize jours, la croûte tombe d'elle-même et l'on voit souvent apparaître à sa place une nouvelle peau, couverte de poils, sans aucune modification, même dans la couleur.

Crapaud. — Maladie du pied caractérisée par la formation d'une sécrétion caseuse à la place de la corne et le développement à la surface des parties dénudées de tumeurs (fics). Enlever les parties décollées, amincies alentour, et raser les fics s'ils sont très saillants; appliquer sur les parties dénudées, la mixture astringente en un pansement matin et soir. Quand la maladie a peu d'étendue, on l'applique par un pansement à éclisses ou à semelle métallique, et l'animal peut travailler. Dans les cas étendus qui nécessitent une brèche un peu large, le repos est nécessaire ainsi que le vétérinaire pour appliquer un pansement très compressif en vue d'arrêter l'hémorrhagie et de s'opposer au bourgeonnement excessif.

Crevasses au paturon. — Suivre l'ordre suivant : Première période : Nettoyer le paturon et y appliquer, entre deux linges, un cataplasme de farine de lin arrosé d'extrait de Saturne sur le côté qui doit s'appliquer sur la peau; alterner les bains tièdes avec les cataplasmes. — Deuxième période : Pansement avec du vin ou de l'eau blanche ou de la glycérine iodée (teinture d'iode une partie, glycérine quatre parties bien mélangées). Si la plaie est ancienne et entourée de callosités, panser avec la pommade mercurielle (mercure coulant une partie, graisse de porc deux parties). — Troisième période : Quand la plaie est en voie de cicatrisation, la saupoudrer avec un mélange par moitié d'amidon et de poudre de tan ou de poudre de tan seule. Le travail sera interrompu dans les premiers temps du traitement tant que la douleur n'aura pas disparu. On pourra au besoin remettre les animaux au travail avant cicatrisation complète en ayant soin d'appliquer une guêtre sur le pansement afin d'empêcher l'action irritante de la boue.

Pour éviter les crevasses, un procédé simple et excellent (il est même efficace au début de la maladie), c'est de laver souvent, pendant trois minutes, les jambes du cheval avec de l'eau dans laquelle, pour six litres d'eau, on a fait fondre pour vingt centimes de sulfure de potasse, bien essuyer ensuite.

Eaux aux jambes. — Maladie de la peau des parties inférieures des membres du cheval, avec écoulement abondant et fétide et développement d'excroissances.

Remèdes préventifs. — Brosser les extrémités des membres afin de les priver de la boue mordante, ne pas faire passer les chevaux dans les mares dont l'eau est séléniteuse. Alimentation convenable, etc., etc.

Remèdes curatifs. — Maladie très tenace. On conseille de la combattre par le traitement suivant : aliments sains, ration ordinaire à laquelle on ajoute un peu de phosphate, travail au pas. Lavage de la partie malade à l'eau tiède, que l'on essuie aussitôt, puis frictionner immédiatement après avec une éponge imbibée d'une dissolution de vert-de-gris. Eau, 1 litre ; vert-de-gris en poudre, 60 grammes. Le traitement doit durer plusieurs jours après la guérison, afin d'éviter un retour. Applications de sétons au poitrail pour les jambes de devant, à la face interne des fesses pour les membres postérieurs. Couper au bistouri les verrues (fics) qui se produisent et cautériser les plaies ainsi faites au fer rouge.

Les animaux peuvent continuer à travailler.

Effort de boulet. — Résulte d'une glissade, d'un faux mouvement; le boulet est sensible et enfle rapidement après l'accident; l'animal boite plus ou moins; souvent au bout de quelques heures l'engorgement remonte au-dessus du boulet qui devient chaud; l'animal au repos s'appuie seulement sur la pince du pied. D'abord longs bains de rivière si possible; à défaut, douches prolongées et bandages humides arrosés de vinaigre; ensuite appliquer autour du boulet un pansement avec de l'étoupe imbibée d'eau salée et le serrer fortement au moyen d'une bande de toile enroulée en commençant par le bas. Quand l'effort est ancien et induré, on mettra le feu en pointe autour de l'articulation. Pour les chevaux de prix, appeler le vétérinaire dès le début pour qu'il pratique le massage du boulet.

Encastelure. — Resserrement du sabot avec augmentation de sa hauteur en talons. — Au début, quand le resserrement commence, mettre les animaux déferrés au pâturage. Quand le resserrement est plus prononcé, appliquer le fer Defays et, pour cela, parer le pied en amincissant les arcs-boutants; appliquer des cataplasmes pendant un jour ou deux et dilater de un à deux millimètres tous les deux jours; l'animal peut continuer à travailler.

Enchevêtrure. — Voir *Prise de longe*.

Eparvin. — Voir *Tares*.

Eponge. — Tumeur très tenace, causée par la pression des talons du cheval pendant le sommeil et placée au sommet du coude. Au début, appliquer un fer à éponge interne tronqué ou envelopper le sabot d'un bandage épais et matelassé pendant le séjour à l'écurie; douches froides; l'animal peut continuer son service. Lorsque l'éponge est ancienne, on fera extirper toute la partie indurée et le kyste par le vétérinaire. Repos jusqu'à cicatrisation complète : envelopper pendant tout ce temps le sabot avec bandage matelassé.

Formes.. — Voir *Tares*.

Fourbure. — Congestion des tissus vivant d'un ou plusieurs pieds résultant généralement d'un excès de fatigue, d'une course désordonnée, quelquefois d'une nourriture trop substantielle sans fatigue. Le pied ou les pieds malades sont chauds, excessivement sensibles, et l'animal les appuie par le talon au repos et surtout en marche. Le cheval fourbu est triste, respire avec peine, les yeux sont rouges, le rein raide, la marche difficile, souvent même impossible; l'appétit est nul. Lorsque la fourbure atteint seulement les membres du devant, le cheval, pour diminuer sa souffrance, les porte en avant tandis que les membres postérieurs sont avancés sous le corps. Si les pieds postérieures seuls sont fourbus, les membres antérieurs sont engagés sous le corps. Quand les quatre pieds sont fourbus, l'animal cherche à se coucher, il se relève difficilement. Au début, saignée à la jugulaire, de trois à six litres. Bains de pieds froids d'une heure deux fois par jour, précédés d'une promenade d'une demi-heure à une heure, sur un terrain meuble et frais autant que possible (prairie humide). Lorsque l'on ne peut donner des bains de rivière, on creusera dans la cour, l'écurie, un trou d'environ trente centimètres de profondeur que l'on remplira d'eau froide souvent renouvelée, pour que le sabot soit baigné. Dans l'intervalle des bains, appliquer plusieurs fois des compresses d'eau froide sur les sabots malades. Lorsque les bains sont impossibles, on les remplacera en partie par des cataplasmes froids, astringents, argile arrosée d'eau vinaigrée (1/4 environ de vinaigre) ou de sulfate de fer en dissolution saturée dans de l'eau froide. On pourra les employer également avec avantage la nuit et dans l'intervalle des bains. Nourriture peu abondante et surtout peu riche; supprimer presque complètement les grains, donner du vert si possible, dans le cas où on ne le pourrait, donner par jour, comme rafraîchissant, 150 à 200 grammes de sulfate de soude dissous dans l'eau de la boisson. Il est bon, au début, de donner quelques lavements froids à l'eau de son et de frictionner les épaules et les cuisses avec de l'essence de térébenthine ou du vinaigre chaud ou au moins bouchonner énergiquement le corps pour rétablir la circulation.

Dans la fourbure chronique on appliquera un fer préservant la sole contre les pressions (fer très couvert et évidé à l'anglaise avec une couche de gutta-percha interposée entre le fer et la paroi ou fer Charlier très épais). Contre la fourbure pleine, quand la ferrure est insuffisante pour permettre de se servir des animaux, on recourra au vétérinaire pour qu'il pratique la névrotomie des deux côtés du paturon.

Fourchette échauffée. — Maladie de la lacune médiane de la fourchette occasionnant un écoulement de pus. Faire une application de goudron (goudron de bois). Dans les cas particulièrement graves, faire chaque jour deux pansements avec l'onguent égyptien.

Fourchet (*du mouton*). — Inflammation du canal biflexe du pied du mouton. Débrider le canal biflexe et appliquer la teinture d'iode. Si la suppuration persiste et que la plaie devienne ulcéreuse, on enlevera le canal et on pansera avec la teinture d'aloès (aloès pulvérisée 1 partie, alcool ordinaire 8 parties.)

Hydropisie des articulations. — Distension des glandes synoviales. Frictionner au début avec moitié onguent vésicatoire (qu'on achètera tout préparé) moitié pommade mercurielle (qu'on achètera toute préparée.) Si ce moyen ne réussit pas employer le feu en raies ou en pointes.

Jarde. — Voir *Tares*.

Javart. — Abcès des régions inférieures des membres du cheval. Il en existe de plusieurs sortes et souvent l'intervention du vétérinaire est indispensable. 1° *Javart cutané* attaquant la peau qui sera nettoyée; appliquer des cataplasmes émollients et pratiquer dans la peau des incisions pour faciliter l'écoulement du pus ; 2° *Javart tendineux*. Ouvrir la fistule et faire, deux fois par jour, une injection à la liqueur de Villatte ; si ce moyen échoue, appeler le vétérinaire ; 3° *Javart encorné*. Amincir le sabot au-dessous du mal et panser avec un corps gras ; quand le bourbillon est tombé, panser avec la teinture d'aloès ; 4° *Javart cartilagineux*. Lorsque le javart occupe seulement la moitié postérieure du cartilage, on réussit souvent en cautérisant à la liqueur de Villatte comme dans le javart tendineux ; lorsque la maladie atteint la moitié antérieure de l'organe, elle est beaucoup plus grave et réclame une opération de la part du vétérinaire.

Malandres. — Gerçures de la peau dans le pli du genou du cheval avec induration et formation de croûtes sur les bords. Nettoyer la peau et y faire ensuite quelques frictions à la pommade mercurielle.

Molettes. — Tare molle du boulet produite par l'hydropisie des gaines articulaire et tendineuse. Les traiter au début par des bandes de flanelle ou de toile roulées autour du boulet et du canon ; douches matin et soir. Si ces moyens ne réussissent pas, faire des frictions avec le spécifique Bornet ou employer la cautérisation par le feu (en pointes ou en raies) procédé très efficace mais qui a l'inconvénient de laisser des traces indélébiles.

Naviculaire (*Maladie*). — Maladie de l'os naviculaire, par suite de laquelle, au repos, le cheval porte le pied en avant de la ligne d'aplomb et boite plus ou moins pendant la marche qui se fait avec raccourcissement des allures. Au début, repos et vésicatoires autour de la couronne. La maladie, généralement incurable, peut-être atténuée par une opération du vétérinaire, la névrotomie qui permet souvent l'utilisation des animaux, même aux allures rapides.

Nerf-ferure. — Inflammation des tendons suspenseurs avec gonflement et rétractation. *Traitement:* Au début de la maladie, frictions à l'onguent vésicatoire. Si ce traitement est sans effet ou si l'induration est considérable, mettre le feu en raies ou en pointes, sur tout le tendon. Quant il y a bouleture prononcée, faire pratiquer la ténotomie par un vétérinaire.

Piétin. — Maladie du pied du mouton consistant en un suintement de pus avec décollement de l'ongle d'abord à la face interne puis à la partie inférieure. Enlever les parties décollées avec la reinette et la feuille de sauge et toucher les points malades avec un pinceau trempé dans la liqueur de Villate ou le contre-piétin Recourat. Répéter les pansements jusqu'à guérison.

Piqûre de maréchal ou **enclouure**. — Blessure profonde faite aux parties vives du pied par un clou de la ferrure. Le cheval boite et, au repos, tient en avant le pied atteint qui est chaud et sensible. — Enlever le clou qui souvent est rivé plus haut que les autres et mettre le cheval au bain de rivière, ou à défaut dans un trou fait dans le sol (Voir *Fourbure*.) Lorsque la douleur est très vive, le pied malade sera déferré; on amincit autour du point blessé et on applique des cataplasmes émollients (farine de lin ou son). Dans les cas graves, lorsque la suppuration a commencé, le vétérinaire est utile pour enlever la portion de paroi décollée, le tissu podophylleux et la partie de l'os altérée.

Prise de longe. — Blessure faite dans le pli du paturon par une longe qui, dans les efforts faits par l'animal pour s'en débarrasser, a scié plus ou moins profondément la peau; il y a douleur vive et boiterie prononcée. — Repos absolu; au début, pansements à l'eau froide salée ou cataplasmes à l'eau blanche; bains de rivière prolongés si possible, surtout dans les cas graves. Après quelques jours, pansement à la glycérine iodée. Quand la plaie est profonde et résiste au traitement ci-dessus, employer des pansements par parties égales d'onguent égyptiac et de teinture d'aloès.

Seime. — Fente du sabot dans le sens de la lon-gueur. Lorsqu'elle provoque la boiterie, il faut déferrer et mettre des cataplasmes froids ; la seime réclame l'intervention du vétérinaire.

Suros. — Voir *Tares*.

Tares osseuses (*Tares dures*). — Courbe, jarde, éparvin, formes, suros. — Cautérisation répétée, soit par le feu, soit par les préparations spéciales (spécifique Bornet, etc.).

Vessigon. — Voir *Hydropisie des articulations*.

USTENSILES ET MÉDICAMENTS

Chaque ferme importante isolée et chaque mairie de village pour l'usage des habitants devrait posséder les médicaments les plus usuels indiqués ci-dessous et les ustensiles suivants : Flammes pour saigner (apprendre à s'en servir en voyant pratiquer) ; grand trocart pour bêtes bovines météorisées ; petit trocart pour moutons ; grande seringue pour lavements ; petite seringue pour injecter les plaies, etc.

PRÉPARATION DES MÉDICAMENTS LES PLUS USUELS. — 1° *Médicaments pour l'usage extérieur*. — *Onguent égyptiac* : faites cuire ensemble miel, 1 kilog. : vert de gris, 500 gr. ; vinaigre, 500 gr. (sur les vieilles plaies). — *Eau blanche* : extrait de Saturne (l'acheter tout préparé) 32 gr. ; eau, 1 litre (sur les plaies). — *Liqueur de Villate* : vinaigre, 1 kilog. ; extrait de Saturne, 125 gr. ; sulfate de cuivre, 64 gr. ; sulfate de zinc, 64 gr. (injection des plaies anciennes). — *Eau-de-vie camphrée* : camphre, 1 partie dissous dans 32 parties d'eau-de-vie (sur les engorgements). — *Pommade au goudron* : 8 gr. de goudron de Norvège dissous à chaud dans 32 gr. de saindoux (sur les maladies cutanées). — *Liniment oléo-calcaire* : eau de chaux, 2 parties ; huile d'olive, 1 partie (sur les brûlures récentes) (l'eau de chaux se fait avec 25 gr. chaux éteinte dans 1 litre eau). — *Mixture astringente* : dissoudre 32 gr. sulfate d'alumine, 32 gr. sulfate de fer, 4 gr. sulfate de zinc et 4 gr. sulfate de cuivre, dans 1 litre d'eau (crevasses, mal des yeux, du nez). — *Pommade antiseptique* : saindoux, 30 gr. ; acide salycilique, 4 gr. ; huile d'amandes douces, 2 gr. (plaies). — *Onguent de pied* : faire fondre à chaud saindoux, 6 parties, et cire, 1 partie, ajoutez 1 partie de goudron, puis 1 partie de miel (pour prévenir les maladies du sabot). — Divers spécifiques à acheter tout préparé : *Anti-pitélin Recourra*; *Spécifique Bornet* (contre les tares); *Réparateur Tricard* (chevaux couronnés); *Poudre Delarbre* (chevaux poussifs); *Cresyl-Jeyès*, antiseptique (Cresyl, 1 litre; eau, 25 litres) pour désinfecter les locaux (en aspersions, pulvérisations, lavages) afin d'empêcher la propagation des maladies contagieuses; *Acide salycilique* (voir *fièvre aphteuse* pour les doses). — *Farine de moutarde noire* (sinapisme) délayée dans l'eau tiède de façon à former une pâte liquide que l'on applique sur la peau en couche assez épaisse comme dérivatif des congestions internes pendant : une heure et demie à deux heures chez les chevaux fins à poils courts ; deux heures et demie, chevaux fins à poils longs ; trois heures, chevaux communs à poils courts ; trois heures et demie à quatre heures, cheveaux communs à poils longs ; en laissant plus longtemps, on risque de tarer les animaux. — *Graine de lin* : cataplasmes adoucissants ; fumigations.

2° *Médicaments pour l'usage intérieur.* — Les noms et doses, des médicaments sont indiqués à chaque maladie. — *Purgatifs* : cheval, âne, mulet : sulfate de soude (sel de Glauber), de 200 gr. à 1 kilog. par tête dissous dans l'eau du barbotage ; le mieux souvent est de donner 200 à 500 gr., suivant taille, un jour et autant le surlendemain ; — bêtes bovines : sulfate de soude, 250 à 500 gr. par tête ; mieux sulfate de magnésie (sel d'Epsom), 250 à 500 gr. ; — moutons : sulfate de soude, 100 à 150 gr. ; mieux sulfate de magnésie, 50 à 100 gr. ; — porcs : mêmes doses ou huile de ricin, 30 à 90. gr. ; — chiens : sulfate de soude, 40 à 80 gr. ; sulfate de magnésie, 30 à 50 gr. ; huile de ricin, 30 à 60 gr. — *Vomitifs* pour les chiens : tabac à priser, 4 à 5 gr. en suspension dans de l'eau (en cas d'empoisonnement.

ADMINISTRATION DES MÉDICAMENTS

1° *Liquides.* — Au moyen d'une bouteille en grès ou à goulot garni de linge, on verse le liquide sur la langue en arrière en maintenant la tête un peu levée ; la seringue peut aussi servir ; — 2° *Poudres.* Poudres sans mauvais goût : on les mélange à des barbotages de son ; — poudres à mauvais goût : on les mélange avec du miel que l'on applique sur la langue avec un morceau de bois.

Lavements. — 1° irritant (vers, vertige, etc.) : faire bouillir 64 gr. de feuilles de tabac, passer, ajouter 32 gr. de sel ammoniac, 16 gr. d'essence de térébenthine et 4 litres d'eau, donner en deux fois ; — 2° amylacé, voir art. *diarrhée*, — 3° mucilagineux (contre la constipation) : faire cuire dans 4 litres d'eau : son de blé, 1 poignée ; graine de lin, 35 gr. ; passer et donner tiède.

CONSEILS POUR CONSERVER
LES ANIMAUX EN BONNE SANTÉ

Avoir des domestiques doux, intelligents, soigneux et surtout aimant les bêtes ; les surveiller étroitement (veiller notamment, quand ils vont en route, à ce qu'ils ne pressent pas les chevaux pour ensuite les faire arrêter au froid devant un cabaret) ; les intéresser au succès de son élevage, à la rareté des maladies et ne jamais leur faire cadeau de tout ou partie des animaux morts. Pour éviter les maladies de pied, avoir un bon maréchal-ferrant. Donner une nourriture suffisante sans excès et surtout parfaitement régulière comme quantité, qualité et heure de distribution ; en cas de disette fourragère, compléter les aliments de peu de qualité par des nourritures riches : tourteaux, sons, farines. Locaux suffisants, bien aérés, tenus proprement. Pas d'excès en quoi que ce soit. Examiner souvent les animaux de façon à les soigner dès le début des maladies. Le poil piqué, la peau collée sur les côtes, l'haleine fétide, le mufle sec et chaud, le rein raide sous la pression, le manque d'appétit, l'essoufflement, la diarrhée montrent que l'animal réclame des soins.

Police sanitaire. — D'après la loi du 21 juillet 1881 sur la police sanitaire, sont déclarées maladies contagieuses : 1° la rage et le charbon, chez toutes les espèces d'animaux ; 2° la péripneumonie contagieuse et la peste bovine chez les bovidés ; 3° la fièvre aphteuse chez les bovidés, les ovidés et les chèvres ; 4° la clavelée et la gale chez les ovins et les caprins ; 5° la morve, le farcin, la dourine, chez le cheval et l'âne. La loi du 28 juillet 1888 a ajouté à ces maladies : 1° le charbon symptomatique ou emphysémateux et la tuberculose chez les bovidés ; 2° le rouget et la pneumonie entérite chez le porc.

Les propriétaires d'animaux atteints de maladies contagieuses sont tenus d'en faire la déclaration immédiate au maire de leur commune et de séquestrer immédiatement ces animaux qui doivent demeurer isolés du reste du troupeau jusqu'à ce qu'il ait été statué sur leur sort par le vétérinaire sanitaire.

Tout animal enragé ainsi que les chiens et chats suspects de rage doivent être abattus.

Les infractions à la présente loi sont punies d'un emprisonnement de six jours à deux mois et d'une amende de 16 à 400 francs.

La vente ou la mise en vente des animaux atteints ou soupçonnés d'être atteints est interdite ; la chair des animaux morts de maladie contagieuse ne peut être livrée à la consommation. Les propriétaires qui ont eu des animaux abattus pour cause de peste bovine ou de péripneumonie peuvent, dans les trois mois à compter du jour de l'abatage, adresser une demande d'indemnité au Ministre de l'Agriculture ; pour les autres maladies, il n'est pas accordé d'indemnité.

Les infractions sont punies de deux mois à trois ans de prison et d'une amende de 16 à 2.000 francs.

Vices rédhibitoires dans les ventes et échanges d'animaux domestiques. — D'après la loi du 2 août 1884, l'action en garantie dans les ventes et échanges d'animaux domestiques est régie, à défaut de conventions contraires, par les dispositions suivantes : Sont réputés vices rédhibitoires et donnent seuls ouvertures aux actions résultant des articles 1641 et suivants du Code civil, sans distinction des localités où les ventes et échanges ont lieu, les maladies ou défauts ci-après : Pour le cheval, l'âne et le mulet : la morve, le farcin, l'immobilité, l'emphysème pulmonaire, le cornage chronique, le tic proprement dit, avec ou sans usure des dents, les boiteries anciennes, intermittentes, la fluxion périodique des yeux ; — pour les moutons : la clavelée ; reconnue chez un seul animal, elle entraîne la rédhibition de tout le troupeau s'il porte la marque du vendeur ; — pour les porcs : la ladrerie.

L'action en réduction de prix ne peut être exercée si le vendeur offre de reprendre l'animal et restitue le prix et les frais occasionnés par la vente ; il en est de même si la valeur de l'animal n'excède pas 100 francs. Le délai pour intenter cette action est de neuf jours francs, non compris le jour fixé pour la livraison, excepté pour la fluxion périodique pour laquelle ce délai est de trente jours. Si l'animal est conduit hors du domicile du vendeur, le délai est augmenté, à raison de la distance, de un jour, par 5 myriamètres.

Les formalités que doit remplir l'acheteur d'un animal atteint d'un vice rhédhibitoire, pour résilier la vente sont au nombre de deux : la requête et l'assignation, laquelle est précédée et parfois remplacée par la citation à l'expertise.

La requête, verbale ou écrite, doit être présentée au juge de paix du lieu où se trouve l'animal, pour provoquer la nomination d'experts chargés de visiter ledit animal, et de dresser procès-verbal. Sous peine de nullité, la requête doit être présentée dans les trente jours pour la fluxion périodique, dans les neuf jours pour tous les autres cas, sans compter le jour de la livraison.

L'assignation doit être lancée dans les mêmes délais que la requête. Toutefois ces délais, en l'espèce, sont prolongés d'un jour par 5 myriamètres, calculés du lieu du domicile du vendeur au lieu où l'animal se trouve.

Citation à l'expertise : D'après l'article 8, le vendeur sera appelé à l'expertise, à moins qu'il n'en soit autrement ordonné par le juge de paix à cause de l'urgence et de l'éloignement. La citation à l'expertise devra être donnée au vendeur dans les neuf ou trente jours, avec prolongation d'un jour par 5 myriamètres, comme pour l'assignation. Elle énoncera qu'il sera procédé en son absence. Si le vendeur a été appelé à l'expertise, la demande pourra être signifiée dans les trois jours à compter de la clôture du procès-verbal, dont copie sera signifiée en tête de l'exploit. Si le vendeur n'est pas appelé à l'expertise, l'assignation devra être remise dans les neuf ou trente jours après la livraison de l'animal.

IMP. NOIZETTE ET Cie, 8, RUE CAMPAGNE-1re, PARIS.

ADRESSES UTILES

Gazette agricole : Directeur, M. CRÉPEAUX, journal hebdomadaire pratique d'agriculture, élevage, etc. (5 francs par an), 97, rue de Rennes, Paris.

Acide salicylique, maladies du bétail : M. CERCKEL, administrateur de la Compagnie de produits antiseptiques, 26, rue Bergère, Paris.

Spécifique Bornet contre capelets, molettes, vessigons, éponges, exostoses, suros, éparvins, formes : A. BORNET, 19, rue de Bourgogne, Paris.

Antipsorique, contre la gale de mouton, et *Contrepiétin Recourat* : M. RECOURAT, pharmacien, à Beauvais (Oise.)

Crésyl-Jeyes, désinfectant, antiseptique : SOCIÉTÉ FRANÇAISE DE PRODUITS SANITAIRES ET ANTISEPTIQUES, 35, rue des Francs-Bourgeois, Paris.

Sel pour la nourriture du bétail (expéditions de Fécamp, Bordeaux et Saint-Malo) : A. LE BORGNE, armateur, à Fécamp (Seine-Inférieure.)

Tourteaux de coprah pour l'alimentation du bétail : TASSY, ROCCA et Cie, 23, rue Haxo, Marseille. — MARCHAND frères, à Dunkerque (Nord).

Gazette des Campagnes, le meilleur organe de la vie rurale : Rédacteur en chef, M. LOUIS HERVÉ (6 francs par an,) 10 *bis*, rue Piccini, Paris.

IMP. NOIZETTE ET Cie, 8, RUE CAMPAGNE-1re, PARIS.